AF197425

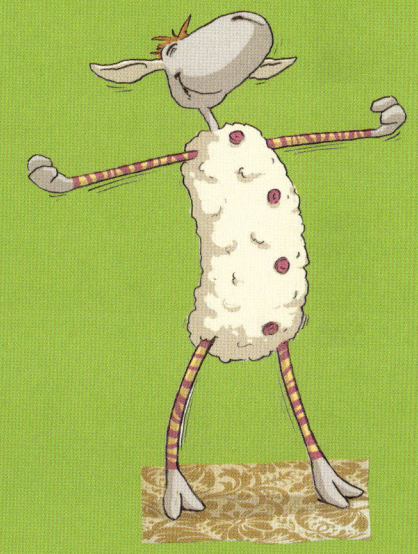

Dr. med. Claudia Croos-Müller

Kopf hoch – das kleine Überlebensbuch

Soforthilfe bei Stress, Ärger und anderen Durchhängern

Mit Illustrationen von Kai Pannen

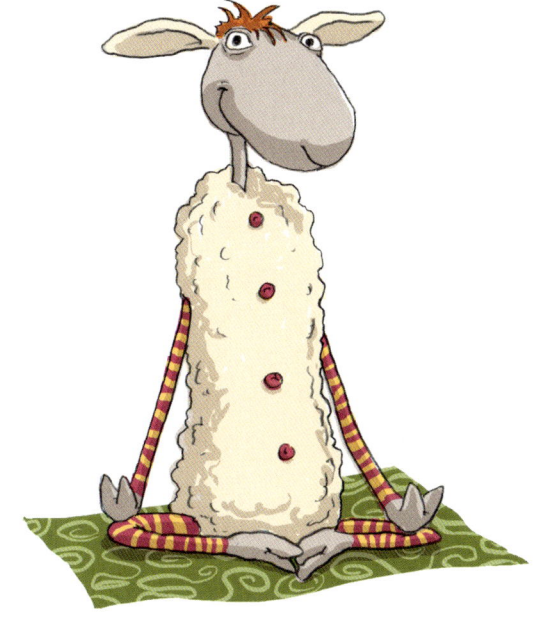

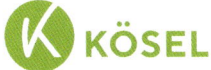

12 Soforthilfe-Übungen
für Energie und gute Laune

In diesem Buch findest du folgende Übungen:

Breitbeinig stehen

Kopf hoch

Hüftschwung

Brust raus

Mit den Füßen stampfen

Schlürfatmen

Summen

Gähnen

Lächeln

Die Arme schwingen

Lachen

Strecken und dehnen

Breitbeinig sitzen

Warum die Übungen
so gut wirken

Klingen die Übungen nicht total einfach? Sind sie auch. Aber es kommt noch besser. Die Übungen sind nämlich nicht nur total einfach und schnell auszuführen, sondern auch total wirksam.
Warum ist das so?

► Deine Gefühle zeigen sich an deiner Körperhaltung.
► Deine Körperhaltung beeinflusst deine Emotionen.

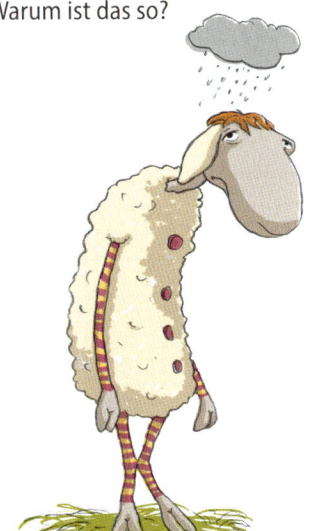
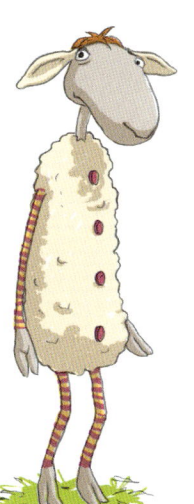
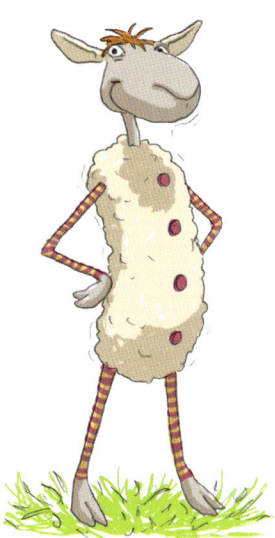

Mit dem Körper die Gefühle beeinflussen

Wenn du schlecht drauf bist, ist dein ganzer Körper verspannt. Deine Wirbelsäule ist krumm, du kannst schlecht atmen. Es kommt aber noch dicker: Dadurch denkst du automatisch negativ und handelst nicht selten ungeschickt. So kann ein Teufelskreis in Gang gesetzt werden.

Wenn du gut drauf bist, ist dein Rücken gerade, der Kopf richtet sich ganz von selbst hoch auf, du kannst die Welt um dich herum sehen und tief durchatmen. Das beflügelt natürlich auch deine Gedanken, du bist zuversichtlich und reagierst gelassen.

▶ Umkehrschluss: Ändere die Reihenfolge.
▶ Lass nicht deine Gefühle auf deinen Körper wirken.
▶ Sondern beeinflusse gezielt über deinen Körper deine Emotionen.

Wenn du Stress hast, wenn du dich ärgerst, wenn du so einen richtigen Durchhänger hast: Es gibt Körperübungen, die in Sekundenschnelle dein Befinden, dein Denken und Handeln verbessern – medizinisch/neurophysiologisch nachweisbar. (Die Neurophysiologie ist die Lehre über die Funktionsweise des Nervensystems.)

Die Übungen kannst du überall machen. Du brauchst dafür keinen Jogginganzug, kein Abo im Fitnessclub, nicht mal Zeit – sie gehen nämlich nebenbei.

Zwölf: Das ist eine glücksbringende Zahl.
Zwölf: Das bedeutet auch Vollständigkeit.
Zwölf: Für jeden Monat des Jahres eine Übung.
Oder für jede Stunde tagsüber eine Übung (nachts schläfst du dann umso besser).
Aber auf jeden Fall immer dann, wenn Ärger droht oder sich Stress ankündigt oder du merkst, dass du traurig und mutlos wirst.

Was heißt BODY 2 BRAIN? Vom Körper (Body) geht die Information direkt ins Gehirn (Brain). So beeinflusst du über den Körper deine Gefühle.

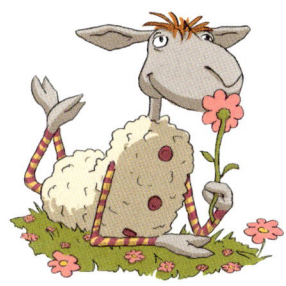

Du bist nicht allein: 12 Übungen mit Oscar

Zugegeben: Üben ist manchmal mühselig und langweilig. Besonders allein Üben ist langweilig.
Deshalb gibt es Oscar. Oscar ist ein Schaf.
Oscar ist ein besonderes Schaf: nämlich ein Gute-Laune-Schaf.

Und ein cooles noch dazu.
Was ist sein Geheimnis?
Oscar macht täglich seine 12 BODY 2 BRAIN CCM® Übungen.
Du kannst dabei mit der Übung 1 beginnen oder auch mit der, die dir besonders gefällt.

Wie du dieses Buch
(be)nützen kannst

Du kannst dieses Buch kaufen, um es dann ganz, ganz lange liegen zu lassen. (Da gibt es diese berühmten Blockaden: 100 und mehr unwichtige Gründe, gute Vorsätze zu verschieben auf »irgendwann mal«.) Inzwischen kannst du die Zeit nutzen, um zu jammern, dich zu ärgern und so richtig erschöpft oder gestresst zu sein.

Und spätestens dann, wenn es dir so richtig schlecht geht: Dann erinnerst du dich hoffentlich wieder an dieses Buch und kramst es heraus.

► Du kannst aber auch jetzt gleich mit dem Lesen anfangen.
► Du kannst jeden Tag eine Übung machen.
► Für dich. Für dein Wohlbefinden.

► Vielleicht magst du auch die vom Vortag dazu machen und die vom Vor-Vortag – das wäre prima.
► Für dich. Für deine gute Laune.

Und bei Blockaden (Aufschieberitis, Ausreden, Faulheit): Mach es wie Oscar – der springt einfach drüber.

Also fang einfach an – das ist der erste Schritt. Danach geht es schon viel leichter. Und dir viel besser.

Warum du dieses Buch (be)nützen sollst

> Die Übungen verändern deine körperliche Haltung. Deine körperliche Haltung verbessert deinen Gemütszustand.

Ein guter Gemütszustand ist der Schlüssel zum Glück (und zum Erfolg – was immer *du* darunter verstehst). Jede dieser Übungen hilft dir dabei.

- ▶ Die Übungen kannst du (fast) überall machen.
- ▶ Du brauchst keine Übungsmatte, keinen Rückzugsort.
- ▶ Du brauchst nicht sportlich sein.
- ▶ Du brauchst nicht viel Zeit – manchmal nur 1(!) Sekunde.
- ▶ Du brauchst nur deinen Körper.
- ▶ Und den hast du ja schließlich.

Wenn du die Übungen machst, wirst du merken, dass du dich besser fühlst. Vielleicht am Anfang nur ein bisschen und dann noch ein bisschen – und noch ein bisschen …

Und: Du bist es wirklich wert, dass es dir gut geht!
Wenn es dir gut geht, du also gelassen und liebenswürdig (zu dir und anderen) bist, ist das übrigens ansteckend. Auch die Menschen um dich herum verändern sich dadurch positiv, die Spiegelneuronen im Gehirn sorgen dafür. Stress und Ärger relativieren sich. (Spiegelneurone sind Nervenzellen, die im Gehirn während der Betrachtung einer Person die gleichen aktiven Verhaltensmuster auslösen, die diese Person zeigt. Beispiel: Du lächelst automatisch, wenn du von jemandem angelächelt wirst.)

Wie Körper und Gefühle sich gegenseitig beeinflussen

▶ Du kannst also deine Gefühle bewusst und auf ganz einfache Art positiv beeinflussen, sodass du selbst bei Stress oder Ärger gelassen bleibst. Dazu musst du nur ein bisschen was über dich selbst und dein Superhirn (das ist es wirklich!) wissen.

Dein Großhirn ist das Zentrum für deine Wahrnehmungen, dein Bewusstsein, Gedächtnis, Denken und Handeln; hier sind auch deine Bewegungsabläufe programmiert.

Dein Nervensystem besteht aus dem Gehirn (das sog. zentrale Nervensystem) und den Nervenbahnen, die aus dem Gehirn kommen und über die Nervenreize in alle Teile des Körpers gelangen – in die Muskeln, die Organe, die Blutgefäße (das sog. periphere Nervensystem).
Es gehört also alles dazu, was auf Oscars Schaubild rot dargestellt ist.

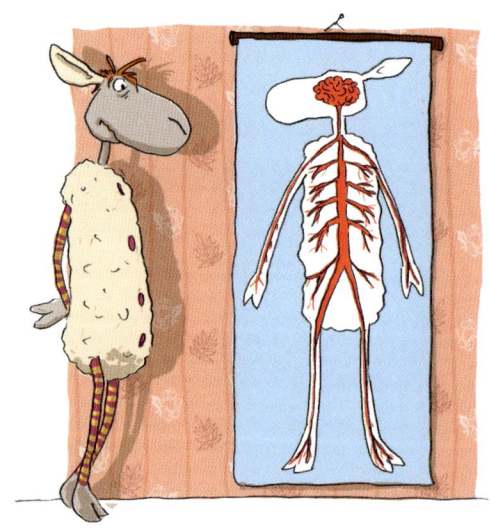

In deinem Zwischenhirn entstehen die Gefühle: Freude ebenso wie Angst, Wut oder Enttäuschung. Es filtert den Informationsfluss deiner Sinnesorgane zu deinem Großhirn und schützt es (normalerweise!) vor Überlastung. Hier wird auch der gesamte Hormonhaushalt reguliert, u.a. über den Botenstoff Serotonin und die Stresshormone Adrenalin und Cortisol.

Dein Kleinhirn koordiniert deine Bewegungen und hält deinen Körper im Gleichgewicht. Und es speichert gelernte Bewegungsabläufe.

Alle diese Funktionen und Fähigkeiten sind untereinander verknüpft.

Deine Gefühle und Stimmungen sind Ergebnis und Zusammenspiel dieses Nervensystems. Wenn du z.B. einen netten Menschen siehst, den du kennst, läufst du zu ihm hin, du begrüßt ihn, ihr lacht miteinander und du bist noch eine ganze Weile danach guter Laune: Über eine körperliche Handlung hast du positive Gefühle und Emotionen in Gang gesetzt.

Und durch bestimmte Techniken (z.B. Yoga, Meditation oder eben die 12 Übungen in diesem Buch) kannst du sehr viele Bereiche deines Nervensystems und dein Befinden bewusst und gezielt beeinflussen.

► »Wunder« gegen Stress und Ärger kannst du selbst bewirken.
► Indem du dich gut auf die Welt um dich herum einstellst, verändert sich die Welt für dich.
► Alles wird leichter.
► Weil du dich leichter fühlst.
► Weil du es dir leichter machst.

Dein Gehirn und dein Nervensystem: das leistungsstärkste System überhaupt

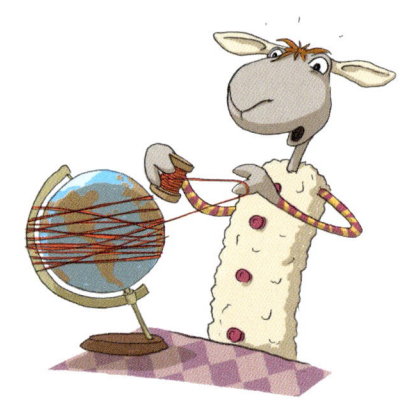

Dein Gehirn besitzt etwa 100 Milliarden (10^{11}) Nervenzellen (Neuronen), die durch etwa 100 Billionen (10^{14}) Synapsen eng miteinander verbunden sind. (Eine Synapse ist die Verbindungsstelle zwischen zwei Nervenzellen.) Durchschnittlich ist ein Neuron also mit 1000 anderen Neuronen verbunden.

Die Länge aller Nervenbahnen deines Gehirns beträgt etwa 5,8 Millionen Kilometer, das entspricht dem 145-fachen Erdumfang. Diese unvorstellbare Menge an Nervenzellen und Nervenbahnen wird jedoch von den meisten Menschen höchstens zu 60 Prozent genutzt. Was für eine Verschwendung der restlichen wertvollen 40 Prozent! Andererseits: Das sind Reserven, aus denen du etwas machen kannst. Das ist auch einer der Gründe dafür, warum dein Gehirn lebenslang fähig ist, zu lernen, Neues aufzunehmen und Veränderungen zu bewirken. Allerdings bedeutet das auch: Üben, üben, üben. Denn erst nach etwa 1000-mal Üben ist etwas Neues im Nervensystem endgültig programmiert und jederzeit abrufbar.

Aber überleg mal, was du schon alles gelernt hast in deinem Leben. Wieso solltest du da nicht lernen können, deine Gefühle und deine Stimmungen zu steuern!

Mit den BODY 2 BRAIN CCM® Übungen kannst du die komplexen Zusammenhänge zwischen deinem Körper und deinem Gehirn mit seinen 5,8 Millionen km Nervenbahnen bewusst nutzen.

Du kannst damit körperliche und emotionale Zusammenhänge wahrnehmen und positiv für dich verändern. Wie? Indem du deinem Körper über dein Gehirn einen freundlichen Auftrag gibst. Über die Neuronen und Nervenbahnen wird dieser freundliche Auftrag ausgeführt. In Sekundenschnelle! Und wie du weißt: Die Verbindungen der Nerven untereinander führen auch in das Emotionszentrum deines Gehirns und bewirken, dass es dir mental und emotional besser geht. Eigentlich ganz einfach.

► Du kannst dich also gezielt mit körperlichen Übungen in einen Zustand bringen, in dem du dich sofort entspannter, glücklicher, kraftvoller fühlst.
► Kostenlos.
► Ohne Rezept.
► Ohne Arzttermin.
► Nebenwirkungsfrei.

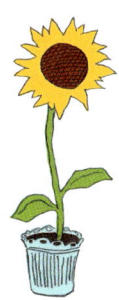

Nachdem du das nun alles weißt – was dein Gehirn und deine Nervenbahnen alles können: Wie lange willst du dich noch von Stress und Ärger terrorisieren lassen?

► Verändere deine körperliche Einstellung.
► Und dadurch deine emotionale Einstellung. Schluss mit den traurigen Durchhängern! Jetzt gleich.

Übung 1

Kopf hoch

Das ist die wichtigste Übung und sie ist ganz einfach.
Du weißt doch, wie das geht:
Nimm einfach den Kopf hoch.
Du musst nur deinen Muskeln und deiner Halswirbelsäule erlauben, sich etwas zu strecken und dein Kinn dabei anzuheben.

Wenn wir anderen Menschen Mut und Hoffnung machen wollen, benutzen wir diese Redewendung: »Kopf hoch!«

Irgendwie scheinen wir instinktiv zu wissen, dass diese Körperhaltung mental und emotional wirklich hilft.
Also nimm einfach den Kopf hoch.
Bei jeder Gelegenheit.
Schon morgens beim Aufstehen.
Tagsüber.
Und vor allem dann, wenn du merkst, dass wieder ein Durchhänger kommt.

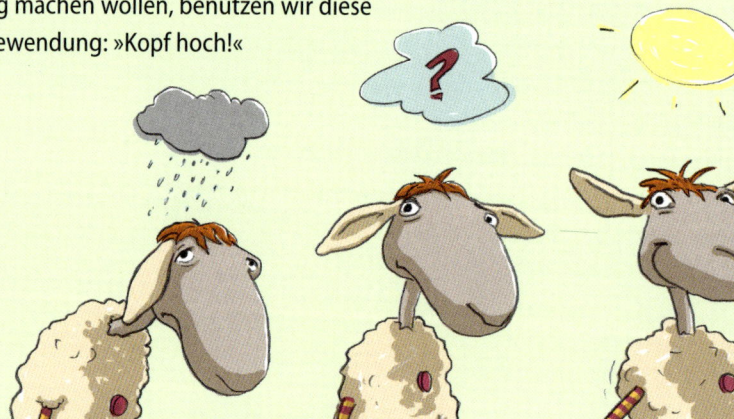

Im Gesichtsbereich sind unsere wichtigsten Sinnesorgane lokalisiert: Mund, Nase, Augen und Ohren. Wenn du niedergeschlagen bist und den Kopf im wahrsten Sinne des Wortes hängen lässt, bist du völlig eingeschränkt in deiner sinnlichen Wahrnehmung. Du siehst fast nichts um dich herum und fühlst dich vom Leben abgeschnitten. Das verschlechtert deine Stimmung noch mehr.

Denn die Nerven im Bereich der Halswirbelsäule mit direkter Verbindung zum Gehirn melden diese »Durchhänger-Position« den Bereichen des Gehirns, die für Emotionen zuständig sind. Und da ist mit einem gesenkten Kopf ein Stimmungstief assoziiert und mit einem erhobenem Kopf eben ein Stimmungshoch. So einfach ist das.

Noch ein guter Grund für Kopf hoch: Wenn du den Kopf hängen lässt, gibt es einen Knick in deinem Rachen und dem Übergang zur Luftröhre. Du kannst dadurch weniger tief atmen, dein Atem stockt. Ein fließender Atem ist jedoch wesentlich für dein Wohlgefühl. Dein Atmen wird ganz leicht und gelöst, wenn du den Kopf hebst und sich dadurch dein Hals und deine Kehle strecken.

Deshalb: Kopf hoch, denn tatsächlich verbessert sich dadurch deine Stimmung sofort. Du fühlst dich kraftvoll, und Ärger und Stress können dir weniger anhaben. Auch auf andere Menschen machst du durch deinen erhobenen Kopf einen starken Eindruck. Und auch das verbessert natürlich deine Stimmung nachhaltig.

Brust raus

Noch so eine einfache Übung.
Die kannst du auch:
Einfach die Brust ein wenig herausstrecken.
Diesmal helfen dir deine Schultermuskeln
und die Brustwirbelsäule dabei.
Das Brustbein richtet sich dabei auf, die
Rippen entfalten sich etwas und deine
Lunge freut sich, weil es sich nun leichter
atmet.

Immer, wenn du dich mutlos und beklommen fühlst: Streck die Brust raus.
Besonders morgens, wenn du aufstehst,
mach gleich deine ersten Schritte mit her-
ausgestreckter Brust. Schau dich dabei ruhig
im Spiegel an: Das sieht nämlich toll aus,
fühlt sich prima an und macht dich fröhlich.

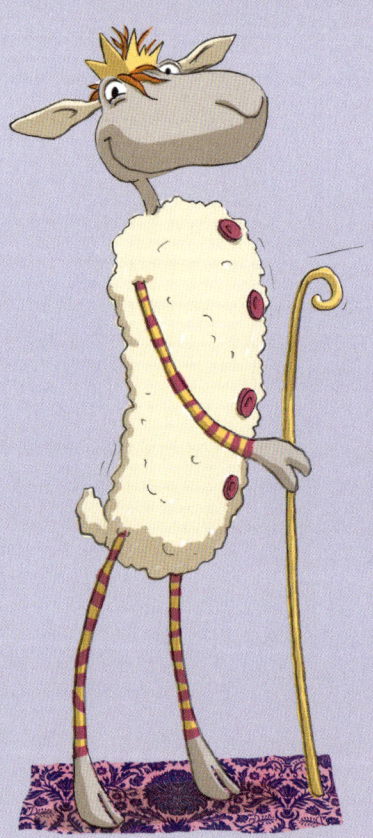

Wenn wir niedergeschlagen sind, lassen wir auch oft körperlich sichtbar die Schultern hängen. Dadurch sinkt das Brustbein ein, die Brustwirbelsäule krümmt sich nach vorn, die Rippen ziehen sich zusammen, der Brustkorb wird eng und für die Lunge und für das Atmen ist kaum noch Raum.

Zudem wirst du dadurch mindestens 5 cm kleiner. Das macht ein ganz schlechtes Gefühl, was wiederum von den Nervenbahnen dem Gehirn signalisiert wird. Und im Bereich der Emotionen wird es dort wieder zu schlechter Stimmung verarbeitet.

So entsteht ein richtiger Durchhänger, der dich anfällig macht für Stress und Ärger.

Wenn du jedoch mithilfe deiner Muskeln und deiner Brustwirbelsäule die Brust weitest und öffnest, wirst du tatsächlich breiter und vor allem mindestens 5 cm größer. Und der erweiterte Brustraum ermöglicht dir eine bessere Sauerstoffaufnahme, was auch deinem Gehirn/deinem Denken und deiner Stimmung zugute kommt.

Wenn du jetzt noch »Kopf hoch« und »Brust raus« kombinierst: Das sieht wirklich stark aus und so wirst du dich auch fühlen.

Übung 3

Schlürfatmen

Schlürfatmen ist toll.
Und auch ganz einfach.
Du musst nur deine Lippen spitzen, so als ob
sie einen Strohhalm umschließen würden.
Und nun atme durch diesen Strohhalm die
Luft tief ein, langsam und genussvoll,
mindestens sechsmal hintereinander.
Das Ausatmen geht dadurch ganz leicht
und selbstverständlich.
Stell dir dabei vor, was du alles einatmen
möchtest:

▶ Ruhe
▶ Gelassenheit
▶ Kraft

Stell dir dabei kleine, funkelnde Wasser-
perlen vor, die du genüsslich aufsaugst.
Fange morgens beim Aufstehen mit Schlürfatmen an und mache es immer dann, wenn

du Angst hast oder dich beklommen fühlst.
Übrigens streckt sich durch die Schlürf-
atmung die Brust fast ganz von selbst heraus. Du kannst dir mit dieser Übung also
gleich zweimal etwas Gutes tun.

(Diese Übung stammt von der wunderbaren
Julie Henderson.)

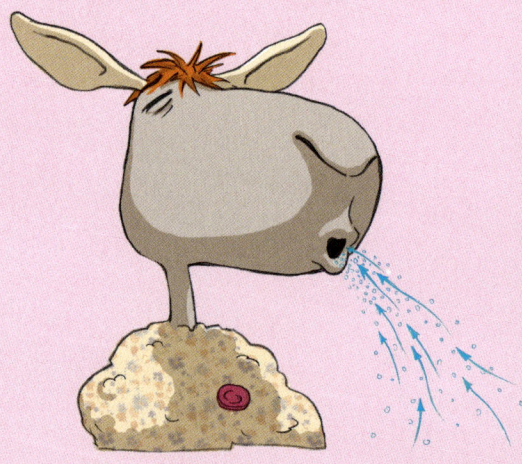

Durch diese Atemtechnik strömt die Luft ruhig und vor allem wohldosiert in deine beiden Lungenflügel, einerseits bis ganz hinauf zu den Lungenspitzen und andererseits bis ganz hinunter zum Zwerchfell. Dadurch kommt ohne Anstrengung eine große Atembewegung zustande.

Und genau das wird von deinen Nervenbahnen dem Gehirn signalisiert, welches die Information folgendermaßen verarbeitet:

► Alles ist in Ordnung, du kannst dich entspannen und vertrauen.

Und dieses Urvertrauen ist es doch, was uns so oft fehlt und uns so traurig oder angespannt macht.

Schlürfatmen hat noch einen anderen guten Effekt: Deine Kiefergelenke lockern sich. Und das ist gut gegen Ärger und Verbissenheit – mental und emotional (denn mit gelockerten Kiefergelenken kannst du nicht schimpfen und nicht streiten).
Mit dieser Atmung kannst du also dein Vertrauen und deine Gelassenheit trainieren.

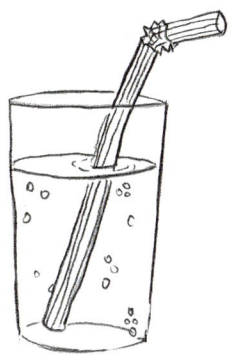

Übung 4

Die Arme schwingen

Du hast ja hoffentlich nicht vergessen, wie das geht:
beim Gehen die Arme mitschwingen lassen.
Übertreibe ruhig mal: Beginne mit einem ganz kleinen Schwung und steigere ihn immer mehr – bis die Arme richtig weit nach vorn und hinten schwingen.
Es ist wie bei einer Schaukel, da fängst du auch mit kleinen Bewegungen an, bis du richtig Schwung hast – und das ist doch dann ein herrliches Gefühl: abheben und fliegen!

Lass die Arme möglichst oft schwingen, das geht bei vielen Gelegenheiten. Sogar wenn du am Schreibtisch auf dem Stuhl sitzt, können deine Arme ein bisschen pendeln.

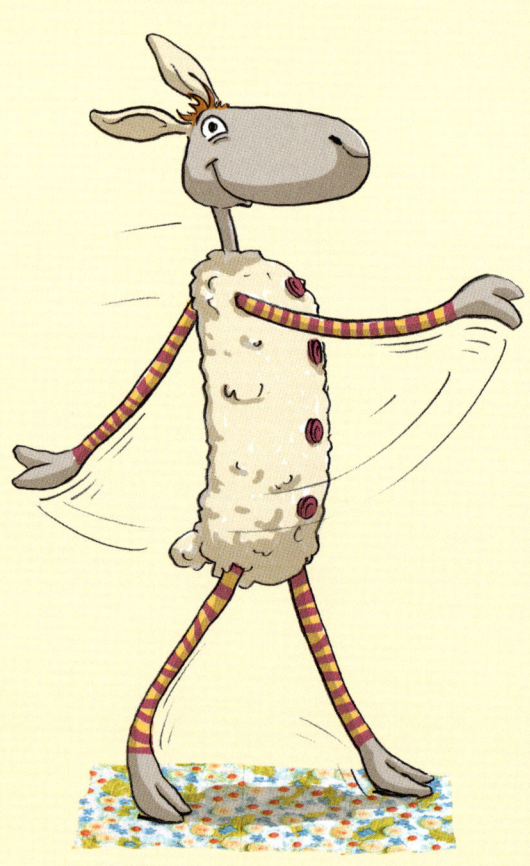

Deine Schultergelenke sind Kugelgelenke – das heißt, diese Schultern können und möchten rollen und die Arme in alle Richtungen bewegen.

Wenn du deine Arme rechts und links wie lahme Flügel herunterhängen lässt oder – noch schlimmer – sie immer bloß schwere Lasten tragen müssen und dadurch in ihrer Bewegung ganz erstarrt sind, signalisieren deine Nervenbahnen dem Gehirn:

Die Arme sind schwer und das Leben ist schwer. Und dadurch fühlst du dich auch schwunglos – nicht nur körperlich, sondern auch mental und emotional.

Dadurch wirst du auch anfällig für Stress und Ärger.

Daher lass die Arme schwingen, was das Zeug hält: Die Arme fühlen sich leicht und beschwingt, die Nervenbahnen signalisieren das dem Gehirn und du fühlst dich auch leicht und beschwingt.

Dabei weitet sich gleichzeitig der Brustkorb und das Atmen geht leichter. Und das weißt du doch schon: Brust raus und gut atmen macht mutig und zuversichtlich.

Wenn die Arme schwingen dürfen, dann bekommt auch dein Körper Schwung, ebenso deine Stimmung und deine Handlungsfähigkeit.

Das sind drei Fliegen mit einer Klappe und du wirst:

► leicht und beschwingt,
► mutig,
► zuversichtlich.

Also los: gleich noch mal. Arme schwingen!

Übung 5

Strecken und dehnen

Das kannst du ja hoffentlich auch noch:
deinen ganzen Körper, die Wirbelsäule, die
Arme, die Beine richtig dehnen, richtig
strecken, dich lang und breit machen. Ahh!
Und gleich noch mal: Noch 1 cm breiter,
noch 1 cm größer, ahh!
Im Stehen, im Sitzen und im Liegen:
Dehne und strecke dich lustvoll!
Strecken und dehnen morgens vor dem
Aufstehen: Das macht dich dynamisch.
Strecken und dehnen mittags in der Pause:
Das gibt dir neue Kraft.
Strecke und dehne dich hingebungsvoll wie
eine Katze.
Oder wie Oscar.

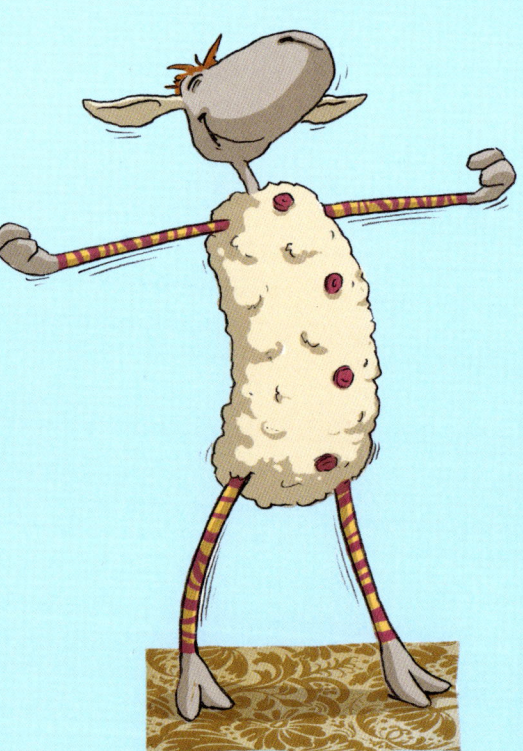

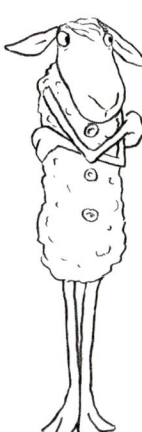

Wenn du zusammengesunken dastehst oder dasitzt, wirkst du klein, jämmerlich, ängstlich, verzagt oder verklemmt. Und nicht einmal der Atem kann ordentlich fließen. Dementsprechend signalisieren deine Nervenbahnen deinem Gehirn: Alles klein, alles auf Sparflamme. Und das wirkt sich unmittelbar auf dein Lebensgefühl aus.

Wenn du dich groß und breit machst, senden deine Nervenbahnen in dein Emotionszentrum die Botschaft: Ich fühle mich präsent und selbstbewusst.

Besonders Stress und Ärger führen zu einer Anspannung deiner Muskulatur und zu einem Zusammenziehen deiner Blutgefäße: Du spürst schmerzhafte Muskelverspannungen oder bekommst im schlimmsten Fall einen erhöhten Blutdruck oder eine Blutdruckkrise. Dein Adrenalinspiegel ist viel zu hoch.

Aber lustvolles Dehnen und Strecken morgens, mittags und abends und vor allem immer dann, wenn Ärger aufzieht, kann dir möglicherweise manche Tablette einschließlich Nebenwirkung ersparen.

Und vor allem fühlst du dich entspannter und gelassener.

Übung 6

Gähnen

Das kannst du schon noch: gääähnen! Oder? Sonst atme einfach einmal tief ein, mache dann den Mund weit auf und lasse die Luft zusammen mit Gähngeräuschen großzügig wieder aus dir heraus – so lange, bis dann wirklich ein herzhaftes Gähnen kommt. Oder schau einfach anderen Leuten beim Gähnen zu, das wirkt ansteckend.
Und dann gähne so lange, bis deine Nase läuft, bis deine Augen tränen: Endlich kommt alles in Fluss.

▶ Das ist Entspannung pur.

Unter der warmen Dusche, bevor du ins Bett gehst – da geht es besonders gut. Aber eigentlich klappt Gähnen zu jeder Tages- und Nachtzeit. Manchmal braucht man nur darüber lesen und es geht los!

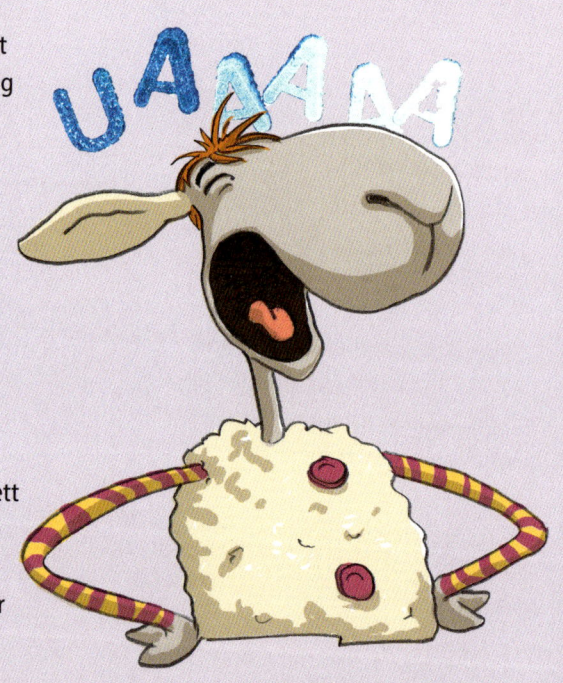

So wie du bei der Übung 5 deinen ganzen Körper gestreckt und gedehnt hast, so machst du es nun mit deinem Kopf.

Denn beim Gähnen dehnen sich vor allem Kiefergelenke, Lippen und alle Muskeln und Bänder, die daran hängen. In der Umgebung der Kiefergelenke befinden sich auch kleine Knochenkanäle, in denen Blutgefäße und Nerven verlaufen, die dabei ebenfalls angenehm gedehnt werden.

Dieser Effekt wird natürlich bis ins Gehirn und in den Bereich der Emotionen weitergeleitet: Es kommt zu einer allgemeinen körperlichen und seelischen Entspannung, die sogar soweit gehen kann, dass die Augen tränen und die Nase läuft.

Das ist guuuut.

Gähne bitte so intensiv wie möglich, während einer kleinen Mittagspause (gut für eine kurze Regeneration) und am Abend vor dem Schlafen (gut für angenehme Träume und einen ruhigen Schlaf). Und gähne vor allem dann, wenn du merkst, dass du Ärger hinunterschlucken möchtest und deine Kiefergelenke sich deshalb verspannen. Gähnen hilft (genauso wie Schlürfatmen) gegen Ärger und Verbissenheit und du kannst gelassen und souverän bleiben.

> Versuch es auch bei Kopfschmerzen oder Migräneneigung mal mit Gähnen. Sogar bei Frustessen oder Fressattacken: Erstmal ausführlich gähnen. Gähnen könnte dir helfen, zu der Nahrungsaufnahme eine entspanntere Haltung einzunehmen. Denn: Gähnen soll die Ausschüttung von Serotonin anregen (dieses »Glückshormon« reguliert auch den Appetit).

23

Breitbeinig stehen

Das ist nun wirklich einfach.
Wenn du stehst, dann stehe so, dass zwischen deinen beiden Beinen etwas Platz ist.
Die Füße bilden mit deinen Schultern eine Linie.
Du kannst das auch im Spiegel kontrollieren oder in jedem Schaufenster: Stehe so breitbeinig, wie deine Schultern breit sind.
Breitbeinig stehen kannst du bei jeder Gelegenheit: beim Warten an der Ampel, im Aufzug, an der Kasse, wenn du eine Rede hältst. Einfach immer dann, wenn du Geduld, Mut oder gute Nerven brauchst.

Du kannst dir auch vorstellen, dass du dich in der Erde verwurzelst wie ein Baum. Dann stehst du besonders stabil.

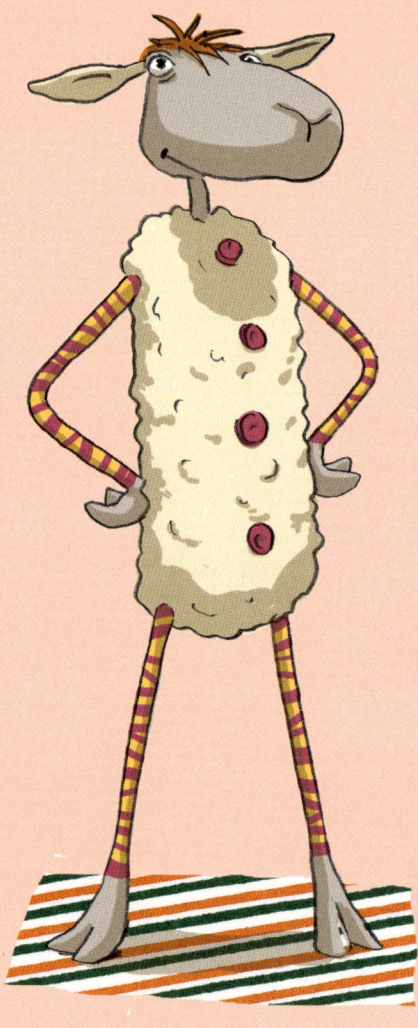

Warum Breitbeinig- stehen hilft

Um zu verstehen, warum Breitbeinigstehen hilft, kannst du ja auch einmal das Gegenteil probieren: Wenn du mit den Beinen ganz eng nebeneinander dastehst, bist du völlig instabil. Der kleinste Schubs bringt dich aus dem Gleichgewicht (das gilt übrigens auch, wenn du in Spielbein-Standbein-Position dastehst). Diese Unsicherheit wird von den Nervenendigungen der Fußsohlen durch die Nervenbahnen beider Beine über das Rückenmark bis in deinen Kopf weitergeleitet: Oh Schreck, mich wirft alles aus der Bahn. Das macht dich anfällig für Stress.

> Wenn du aber breitbeinig stehst, kann dich nichts so schnell umhauen.
> Das spüren auch deine beiden Füße:
> Sie fühlen sich viel besser geerdet.

Stehst du fest verwurzelt, kommt über deine Nervenbahnen auch eine entsprechend positive Botschaft in deinem Gehirn an: nämlich, dass du stabil bist, dass du cool bleibst – du fühlst dich stark.
Besonders dein Kleinhirn mag diese Übung. Vielleicht erinnerst du dich: Das Kleinhirn ist für Gleichgewicht und Koordination zuständig. Breitbeinig stehen: Das wirkt sofort mental gegen jede Form von Unsicherheit und Durchhänger.

Mit den Füßen stampfen

Und weil du gerade schon so schön dastehst:
Jetzt stampfe doch mal tüchtig mit deinen
Füßen!
Rechts – links – rechts – links –
immer wieder!
Stell dir dabei vor, dass du den Boden unter
dir feststampfst.
Am schönsten ist es, wenn du das barfuß
machst.
Besonders gut fühlt sich Stampfen im feuch-
ten Gras an. Oder im warmen Sand.
Aber ein normaler Fußboden tut's auch –
der macht ein schönes kräftiges Geräusch.

Und bitte keine falsche Scham: Das ist nicht
albern, sondern lebenswichtig gegen Durchhänger.
Stampf dich stark.

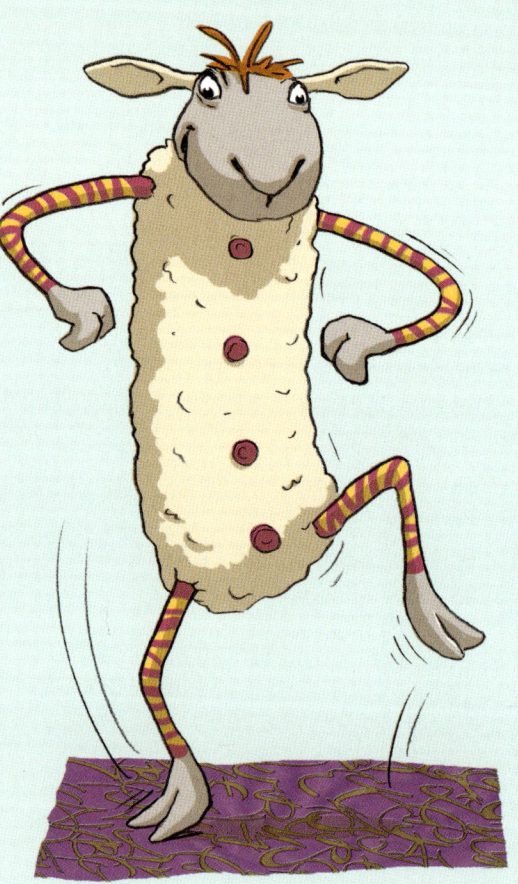

Durch Stampfen werden die Nervenendigungen an deinen Fußsohlen besonders stimuliert, das ist ein bisschen wie Klopfmassage. Und dieser Reiz wird über die Nervenbahnen bis zum Gehirn weitergeleitet und stimuliert dort die Areale, die für Aufmerksamkeit, Wachheit und Kraft zuständig sind.

Der gleichmäßige Rhythmus überträgt sich auch auf andere Organe, die einen regelmäßigen Rhythmus brauchen, z.B. das Herz – es beginnt gleich viel kräftiger zu schlagen. Auch das macht dich frischer, aber ebenso kraftvoll und mutiger.

Wenn du zu einer Besprechung gehst und du dich müde und ausgelaugt fühlst: Geh stampfend dorthin, du wirst dynamisch und gut gelaunt dort ankommen. Ein Treppenhaus ist besonders geeignet: Stampf ein paar Stufen hinauf oder hinunter, statt den Lift zu nehmen. Stampfen bringt genau die richtige Dosis an Adrenalin. Statt literweise Kaffee zum Aufputschen: Einfach stampfen.

Du kannst auch einmal das Gegenteil probieren. Schlurfe mit deinen Füßen ganz dicht am Boden dahin: Da fühlst du dich gleich ganz schlapp und lahm. Die körperliche Bewegung wirkt sich unmittelbar auf deine Gefühle aus.

Jetzt kannst du noch Breitbeinigstehen und Stampfen kombinieren: Das ist wie Haka tanzen. Haka ist der Ritualtanz der Maori, die sich für einen bevorstehenden Kampf Mut machen. Also stampfe, was das Zeug hält. Stampfen macht dich mutig und happy!

Hüftschwung

Wie das geht? Auch ganz einfach:
Stell dich wie vorher etwas breitbeinig hin.
Nun verlagere dein Gewicht leicht von rechts
nach links und von links nach rechts und
nimm diese Bewegung mit deinen Hüften
auf, sodass sie schwingen wie eine Glocke.
Du kannst nun versuchen, mit diesem Hüftschwung auch zu gehen. Wenn du es langsam und genüsslich machst, wird daraus ein
weicher, schlendernder Gang.
Im Sitzen auf einem Drehstuhl geht es übrigens auch: hin und her und her und hin.
Fange morgens nach dem Aufstehen damit
an.

Hüftschwung ist wie ein Vitamintrunk gegen
Stress und Ärger.

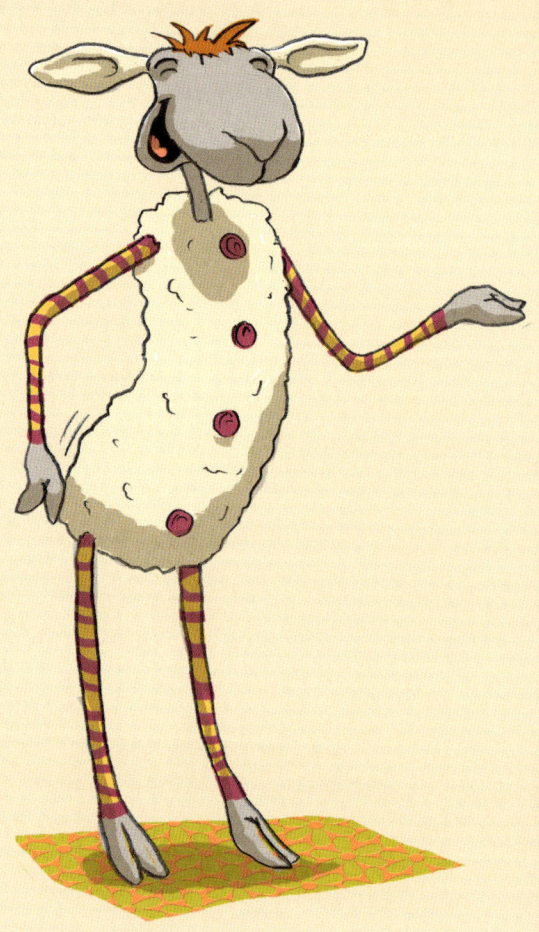

Wenn du in den Hüften schwingst, dann bewegst und lockerst du deine Hüftgelenke, dein Becken und deine Lendenwirbelsäule und alle Organe, die in deinem Bauchraum liegen. Du schaukelst sie gewissermaßen. Das stimuliert all die vielen Nerven, die dort lokalisiert sind, vor allem den Solar Plexus (auch das Sonnengeflecht genannt) in deinem Bauchraum. Und diesen angenehmen Reiz senden sie über ihre Nervenbahnen zu deinem Gehirn, wo dieser Schwung und dieser Rhythmus verarbeitet werden und so zu einem emotional beschwingten Wohlgefühl führen.

Auch dein Kleinhirn mag diese Übung: Gleichgewicht und Koordination – körperlich, mental, emotional.

Der Hüftschwung ist ganz wichtig gegen Ärger und Stress.

Die beschwingte Leichtigkeit deines Körpers kommt im Gehirn an und wirkt als emotionale Barriere gegen Durchhänger jeder Art. Du siehst die Welt dadurch mit ganz anderen Augen: viel heiterer, viel entspannter. Und diese Welt erlebt dich auch viel heiterer und viel entspannter: ein wunderbarer Kreislauf.

Du kommst dadurch in ein emotionales beschwingtes Gleichgewicht.

► Swing your hips!

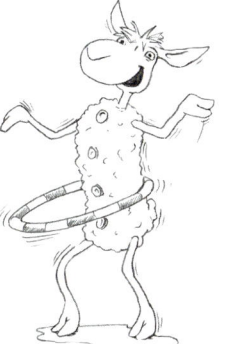

Summen

Sage nicht, dass du nicht singen kannst.
Die Übung heißt nicht Singen, sondern
Summen.
Summen ist Summen und Summen kann
jeder.
Und vor allem: Du kannst bei jeder Gelegen-
heit summen – morgens beim Aufstehen,
beim Anziehen, beim Autofahren, beim
Kochen, unter der Dusche – mmmhhh,
mmmhhh, mmmhhh …

Du kannst dein Lieblingslied summen.
Oder sonst ein Lied aus schönen Zeiten, das
dir dabei gerade wieder einfällt.
Summe so weich und intensiv, dass sich der
Ton in deinem ganzen Körper ausbreitet und
alles wohlig vibriert – mmmhhh, mmmhhh,
mmmhhh …

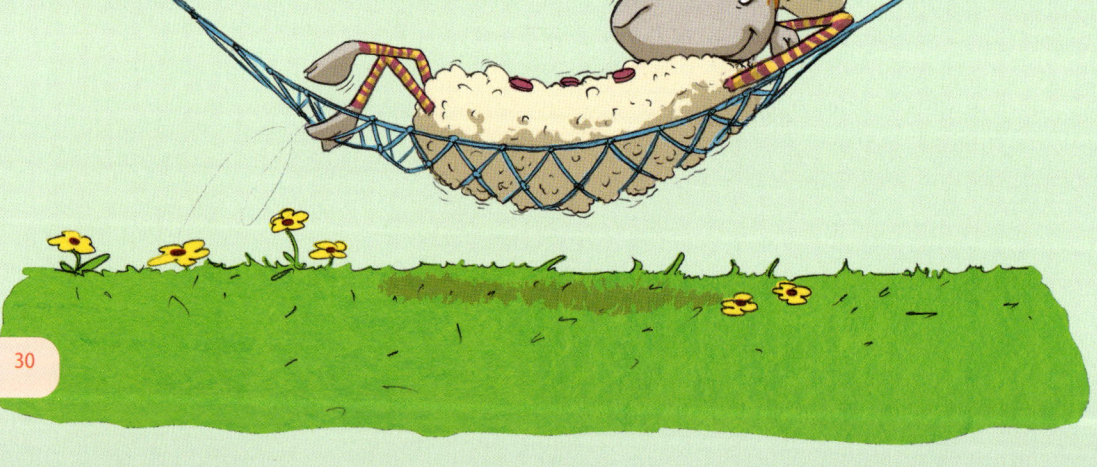

Du kennst das: Katzen schnurren.
Und das ist auch eine Art von Summen.
Sie schnurren, wenn sie sich wohlfühlen.
Das Schnurren der Katze vibriert durch ihren
ganzen Körper, auch du spürst es und fühlst
dich in diesem Augenblick wohl.
Warum?
Na ja, dein ganzer Körper gerät dabei in
Entspannung und damit Erholung. Die
feinen Vibrationen werden von deinen
sensorischen Nerven weitergeleitet in dein
Gehirn und führen dort zu ruhigeren Gehirn-
strömen (was man sogar bei einer Hirn-
frequenzmessung sehen kann). Und das
macht eine gute Stimmung. Und sorgt für
gute Erinnerungen.

► Wissenschaftler haben sogar herausge-
funden, dass Knochenbrüche bei Katzen
schneller heilen als bei Hunden – wegen
des Schnurrens!

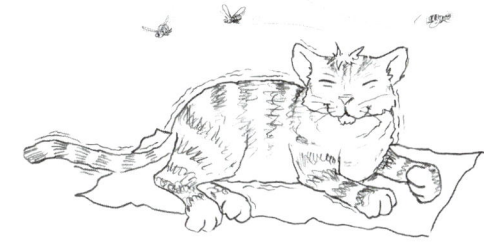

Also warte nicht, bis eine schnurrende Katze
zu dir kommt, sondern summe und vibriere
selbst. Wenn du jetzt noch in den Hüften
schwingst und dazu summst, ist das
die ultimative Serotoninausschüttung:
Stimmungshoch pur!

Lächeln

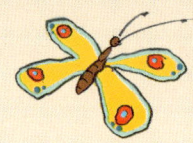

Zugegeben, das kann etwas schwierig sein: Lächeln.

Aber theoretisch weißt du schon noch, wie das geht, oder?

Die Lippen locker lassen, den Mund etwas breit machen und die Mundwinkel leicht nach oben ziehen.

Und gleich noch mal!

Jetzt den Mund noch etwas breiter und die Mundwinkel noch mehr nach oben – lächeln!

Schau dich dabei mal im Spiegel an: Da siehst du doch gleich ganz anders aus, wenn du lächelst.

Stell dir nun mal vor, wie dieses Lächeln durch deinen ganzen Körper fließt, wie es jede Stelle deines Körpers erstrahlen lässt und wärmt – ah, was für ein Glücksgefühl! Alles an dir lächelt – du ruhst in dir.

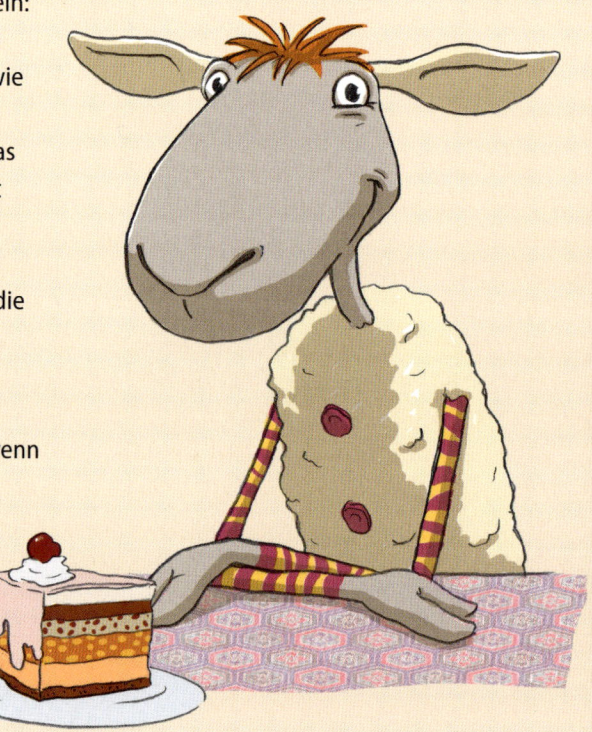

Wenn du lächelst, sind die Muskeln in deinem Gesicht viel entspannter, als wenn du ernst oder gar böse schaust. Durch die Bewegung der Lippen und der Mundwinkel nach außen und oben entspannen sich auch die Kiefergelenke.

Dieser Zustand der muskulären Entspannung wird über die vielen Gesichtsnerven, die die Gesichtsmuskulatur innervieren, zum Gehirn weitergeleitet und dort in den Zentren für Emotionen zu mentaler Entspannung weiterverarbeitet. Glückshormone werden produziert und im gesamten Körper verteilt. Mentale Entspannung bedeutet, ruhig und glücklich zu sein – und das ist doch ein Zustand, den du dir immer wieder wünscht. Wer ruhig und glücklich ist, den mögen die anderen Menschen. Und diese Wertschätzung wiederum ist wohltuend für unser Herz.

Ein asiatisches Sprichwort sagt: Ein Lächeln ist die kürzeste Verbindung zwischen zwei Menschen. Wenn du lächelst, lächelt die Welt zurück. (Das ist die Wirkung der Spiegelneuronen: Nervenzellen, die automatisch zur Nachahmung der Reaktionen anderer Menschen führen.) Ärger verfliegt im Nu.

Ja, ein Lächeln kann Herzen öffnen – auch dein eigenes.

▶ Darum:
   Tu's einfach öfter.

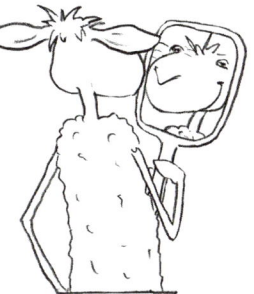

Übung 11½

Lachen

▶ »Das Glück kommt zu denen, die lachen.«
(Japanische Weisheit)

Na ja, ich gebe zu: Das könnte ein bisschen
schwierig sein, vor allem dann, wenn dir das
Lachen schon vergangen ist. Manchmal
haben wir ja auch wirklich nichts zu lachen.
Manchmal sind wir die Gefangenen von
Ärger, Stress & Co.
Gerade deshalb und gerade dann:
Lach doch mal wieder!

Ha-Ha-Ha! Hi-Hi-Hi! Ho-Ho-Ho!
Und gleich noch mal:
Ha-Ha-Ha! Hi-Hi-Hi! Ho-Ho-Ho!

Vielleicht suchst du dir ja auch jemanden,
der mitmacht, oder du stellst dich einfach
vor den Spiegel und lachst mal mit deinem
Spiegelbild um die Wette.

Du findest das albern? Peinlich?
Egal: Lach! Na also: Jetzt fängst du doch
schon an zu lachen.
Und das ist gut. Denn Lachen ist gesund!

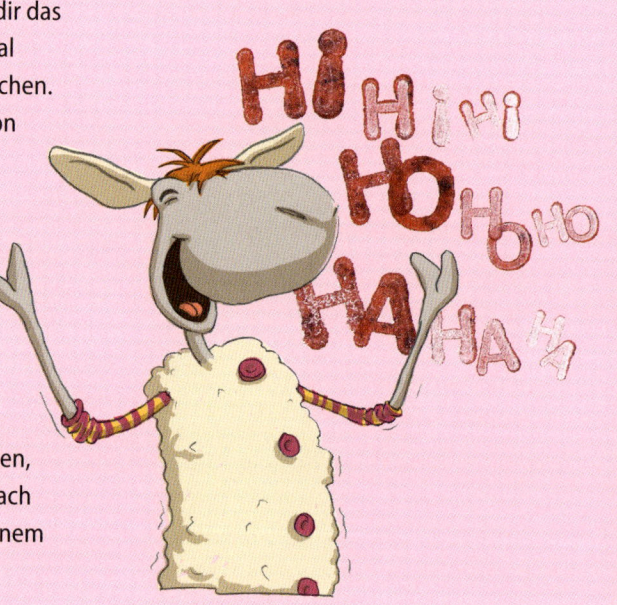

Wenn du lachst, dann hüpft dein Zwerchfell, dein Bauch, deine Brust, und alle Organe, die sich darin befinden, hüpfen auch ein bisschen mit.

Das lockert und löst Verspannungen: Die Verdauungssäfte kommen in Schwung, das Atmen geht danach viel leichter, das Herz schlägt wieder kräftiger.

Aber vor allem wird dieses Hüpfen und diese Lockerung im Körper von den Nervenbahnen weitergeleitet zum Gehirn, dort entsteht in den Emotionszentren ein Gefühl von Heiterkeit und Leichtigkeit.

Man sagt nicht ohne Grund: Lachen ist die beste Medizin.

Wirklich: Lachen produziert Glückshormone, und die wirken bekanntlich wie ein Antidepressivum – aber ganz ohne schädliche Nebenwirkungen. Und so preiswert!

Natürlich lockern sich beim Lachen auch wieder deine Kiefergelenke und viele Muskeln im Mundbereich. Lachen wirkt also auch gegen körperliche und mentale Verbissenheit und macht den Kopf frei für neue Ideen.

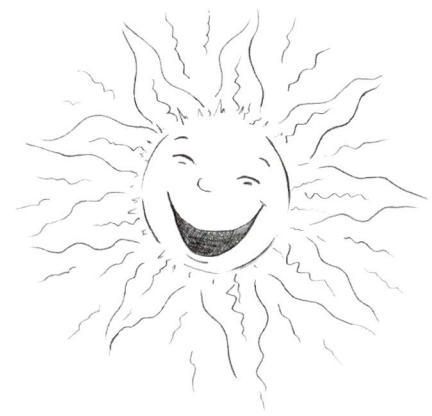

Breitbeinig sitzen

Das ist klar, wie das geht.

Beim Sitzen die Beine ganz entspannt aus dem Becken »herauswachsen« lassen: Das bedeutet leicht gespreizte Oberschenkel, was sich fortsetzen darf in deine Knie und deine Unterschenkel.

Deine Füße können dann mit etwas Abstand zueinander auf dem Boden ruhen.

Das kannst du überall da machen, wo du gerade sitzt: schon beim Frühstück, in der Besprechung – einfach überall.

Breitbeinig sitzen tut dir wirklich gut. Und wenn du schon dabei bist: Lass auch deine Schultern breit werden und gib deinen Armen etwas Spielraum.

> Erstens:
> Breitbeinig sitzen entspannt dich.
> Zweitens:
> Breitbeinig sitzen macht dich kraftvoll.

Du meinst, das ist ein Widerspruch? Dann probier doch einmal das Gegenteil. Setze dich hin und presse die Oberschenkel fest zusammen: Das ist anstrengend, du brauchst dafür viel Energie. Und die Spannung breitet sich aus, wie lähmendes Gift, in deinen Bauchraum, in dein Zwerchfell, in deinen Brustraum, und natürlich tragen die Nervenbahnen diese Anspannung bis in dein Gehirn. Wenn du aber breitbeinig sitzt,

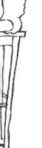

ist die Muskulatur deiner Beine, vor allem deiner Oberschenkel entspannt, ebenso Bauch und Rücken. Du kannst gut atmen, die Sauerstoffversorgung für dein Gehirn wird besser (was auch für das Denken gut ist), deine Stimme wird ruhiger und tiefer. Diese Entspannung wird von den Nervenbahnen wieder zum Gehirn weitergeleitet, und in entspanntem Zustand kann das Gehirn viel besser die richtigen Entscheidungen treffen.

Außerdem: Du kannst dabei besonders gut »Schlürfatmen« machen oder die Übung »Brust herausstrecken«, auch Summen, Gähnen und Lachen geht dabei ganz leicht. Das heißt, du kannst ganz viel für deine Entspannung tun.

► Das setzt Glückshormone frei, ohne dass du in die Apotheke gehen musst.

Ein Wort zum Schluss

Psychische Erkrankungen stehen heutzutage bereits an dritter Stelle der häufigsten Erkrankungen.

Es beginnt oft mit gedrückter Stimmung, mit Reizbarkeit, schmerzhaften Muskelverspannungen, Konzentrationsstörungen, Lustlosigkeit oder Schlafstörungen. Vor allem chronischer Stress ist ein Risikofaktor. Die Konzentration von Botenstoffen, den sog. Neurotransmittern, im Blut (z.B. Serotonin, Adrenalin, Cortison) ist dann zu hoch oder zu niedrig oder sie können von den Nervenendigungen nicht mehr richtig aufgenommen werden. Dadurch können bestimmte Areale im Gehirn nicht optimal arbeiten. Und das führt zu allen möglichen körperlichen und emotionalen Beschwerden. Pooh!

Im Leben gibt es Licht und Schatten. Ein asiatisches Sprichwort sagt: Einem Menschen geht es nicht tausend Tage gut, eine Blume bleibt nicht hundert Tage rot. Belastungen sind unvermeidbar. Aber du kannst sie ziemlich auf Abstand halten.

► Sorge für dich: Stärke deine Widerstandskraft und deine Zuversicht.
► Nimm Einfluss auf dein Nervensystem, mache stabilisierende Körperübungen und mache dich dadurch mental und emotional ruhig, gelassen und stark.
► Du bist es wert.

> In dir schlummern großartige psycho-mentale Fähigkeiten. Sie warten darauf, dass du sie aktivierst und ihr gemeinsam das Leben meistert.

Meine guten Wünsche begleiten dich dabei.

Spielerisches Nerventraining

Da BODY 2 BRAIN CCM® Übungen immer und überall möglich sind: Fang morgens an! Dehne und strecke dich genüsslich im Bett und an der Bettkante.
Du kannst dabei ruhig noch einmal herzhaft gähnen.
Und dann geh mit Hüftschwung ins Bad.
Oder stampfe dabei kraftvoll mit den Füßen auf.
Und lächle dich im Spiegel an.
Spielerische Bewegungen kannst du tagsüber immer wieder mal machen, egal wo du bist oder was du tust.

> Stell dir aus den Übungen in diesem Buch einen tollen Freude-Trainingsplan zusammen.

Zum Weiterlesen

Moshe Feldenkrais: *Bewußtheit durch Bewegung. Der aufrechte Gang* (Suhrkamp)
Julie Henderson: *Embodying Well-Being* (AJZ Druck & Verlag)
Johann Caspar Rüegg: *Gehirn, Psyche und Körper. Neurobiologie von Psychosomatik und Psychotherapie* (Schattauer)

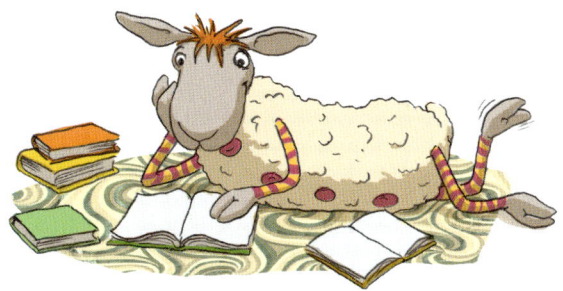

Zur Autorin

Dr. med. Claudia Croos-Müller ist Fachärztin für Neurologie, Nervenheilkunde und Psychotherapie in eigener Praxis und ehem. Chefärztin am RoMed Klinikum Rosenheim. Sie ist Europa-zertifizierte EMDR-Therapeutin und Traumatherapeutin. Die von ihr entwickelte BODY 2 BRAIN CCM® Methode beinhaltet einfach erlernbare Körperübungen, die zu einer sofort spürbaren emotionalen Regulierung und Stabilisierung führen. Die Liebe zur Neurowissenschaft und ihren Patientinnen und Patienten waren der Beginn dieses Weges.

© Beatrix Helloway

www.croos-mueller.de

Zum Illustrator

Kai Pannen studierte Malerei und Film in Köln. Seit 1990 arbeitet er als Illustrator und Trickfilmer. Für die BODY 2 BRAIN CCM® Überlebensbücher hat er die Gute-Laune-Schafe und ihre Übungen gestaltet.

Danke für alle Anregungen

Wilfried Müller, dem engagierten, immer gut gelaunten Ehemann,
den vertrauensvollen und lebensmutigen Patientinnen und Patienten.

»Kopf hoch!«: Die positiven Auswirkungen erkannte die Autorin schon früh.

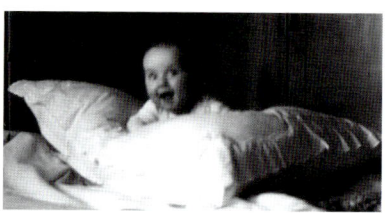

Noch mehr BODY 2 BRAIN CCM® Lebensbücher

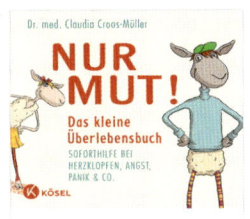
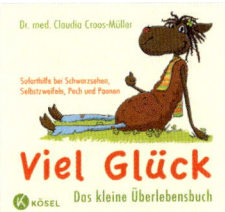
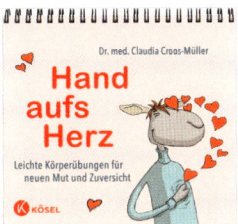
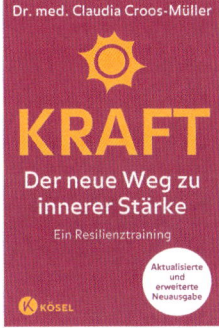
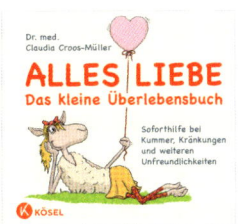
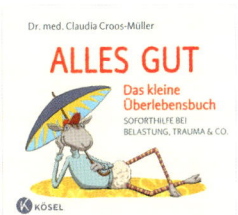
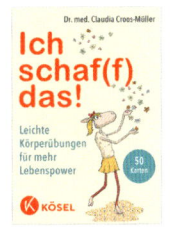
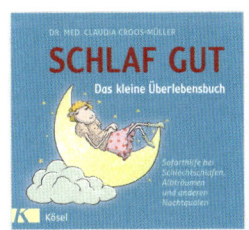
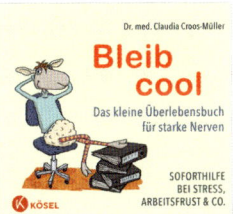
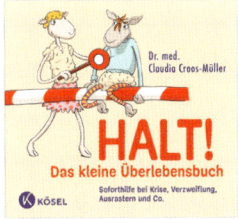
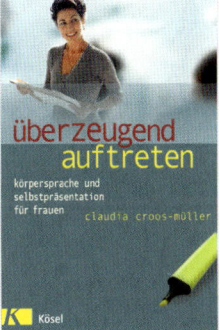

BODY 2 BRAIN CCM® ist eine eingetragene und ge-
schützte Marke. Viele Menschen und Institutionen
wenden sie an. Sie ist geeignet für Erwachsene, Kinder
und Jugendliche.
Die Methode und die in diesem Buch vorgestellten
Übungen können kein Ersatz für eventuell notwen-
dige Therapien bei schweren Erkrankungen sein,
sondern sind zur Ergänzung und Unterstützung
gedacht. Sie dienen der Alltagsbewältigung und als
vorbeugende Maßnahme im Sinne einer »Psycho-
hygiene« und Selbstfürsorge, die jede Frau und jeder
Mann in irgendeiner Form regelmäßig praktizieren
sollte.

Die Heimat von Oscar, Emily, Willy und Marie und
den Themenweg BODY 2 BRAIN CCM® findest du
unter www.bad-feilnbach.de.
Einführungskurse und Ausbildung
BODY 2 BRAIN CCM® unter www.croos-mueller.de

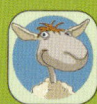

Ausgewählte Übungen
für schwierige emotionale
Momente in der kosten-
losen App »Body2Brain«.

Der Verlag behält sich die Verwertung
der urheberrechtlich geschützten Inhalte dieses
Werkes für Zwecke des Text- und Data-Minings
nach § 44 b UrhG ausdrücklich vor. Jegliche
unbefugte Nutzung ist hiermit ausgeschlossen.

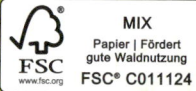

MIX
Papier | Fördert
gute Waldnutzung
FSC® C011124

Penguin Random House Verlagsgruppe FSC® N001967

17. Auflage 2024
Copyright © 2011 Kösel-Verlag, München,
in der Penguin Random House Verlagsgruppe GmbH,
Neumarkter Str. 28, 81673 München
Umschlag: Monika Neuser, München
Umschlagmotiv und Illustrationen:
Kai Pannen, www.kaipannen.de
Druck und Bindung: Mohn Media, Gütersloh
Printed in Germany
ISBN 978-3-466-30915-3
www.koesel.de

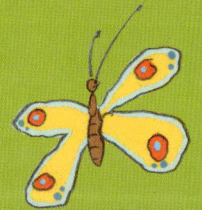